AF326402

DES

SIGNES DE LA MORT

ET

DE LA VÉRIFICATION DES DÉCÈS

A PARIS

DES

SIGNES DE LA MORT

ET

DE LA VÉRIFICATION DES DÉCÈS

A PARIS

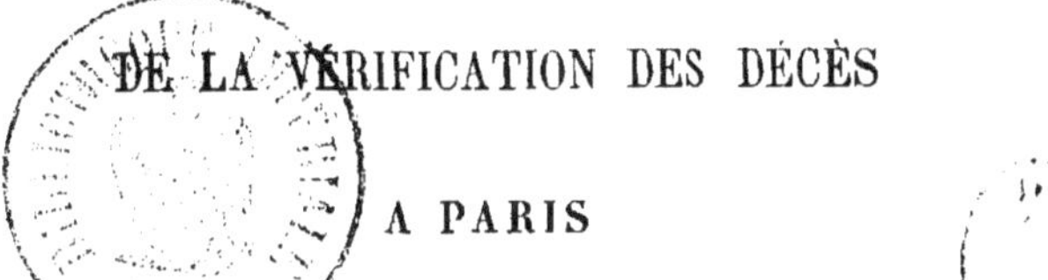

PAR M. LE DOCTEUR LOUIS DE SÉRÉ

Inspecteur du service de la vérification des décès
Membre de la Société de statistique générale de Paris, membre
de la Société d'anthropologie de Paris.

Extrait de la Revue Contemporaine
(Livraison du 30 avril 1869)

PARIS

IMPRIMERIE DE DUBUISSON ET Cᵉ
Rue Coq-Héron, 5.

1869

DES

SIGNES DE LA MORT

ET

DE LA VÉRIFICATION DES DÉCÈS A PARIS

La mort est un rude et douloureux problème à beaucoup de points de vue et devient l'objet des préoccupations les plus vives, les plus impérieuses quand il s'agit de rendre à la terre la dépouille inerte et froide qui était naguère le théâtre animé des manifestations de l'âme et de la vie. L'administration municipale, chargée par la loi de remplir ce grave devoir, ne peut le faire qu'après avoir acquis la complète certitude que la mort est bien réelle et qu'elle est naturelle. Après avoir présidé à la naissance de l'homme, la loi civile française ne pouvait terminer dignement sa tâche qu'en rendant à chacun de nous un dernier service, celui de n'être inhumé que lorsque la vie nous a complétement abandonnés et aussi d'être vengés légalement si la mort a été le résultat d'un crime. Mais pour donner à la société cette double garantie il faut, de toute nécessité, que le décès soit constaté et le soit d'une manière certaine. Cette certitude, l'administration municipale de Paris l'a demandée à la science et à de nombreuses et minutieuses mesures de vérification ; il n'est pas sans intérêt de rechercher si elle a atteint son but dans l'accomplissement d'une tâche aussi laborieuse que délicate.

La pensée seule d'être inhumé vivant a quelque chose de si affreux qu'elle est bien de nature à glacer d'effroi le plus ferme courage et à émouvoir profondément l'opinion publique. L'état actuel de la science sur les signes propres à affirmer la réalité de la mort ; l'exposé succinct des mesures administratives qui président à Paris à la vérification du décès, me paraissent de nature à donner les éléments satisfaisants d'une réponse positive. La question, d'ailleurs, présente toujours un vif et douloureux intérêt, et, à toutes les époques, dans toutes les branches de la famille humaine, elle a préoccupé les esprits et les a conduits à réclamer avec une poignante anxiété des garanties complétement rassurantes pour la société contre une erreur d'autant plus redoutable qu'elle n'est pas réparable.

I

La science a compris toute l'importance du problème qu'elle avait à résoudre, et peu d'études ont été poursuivies avec autant de soin et de persévérance que celle des signes de la mort. Cette étude est cependant toute moderne et n'a été sérieusement commencée qu'il y a un siècle à peine, époque où le célèbre Winslow, qui avait failli être deux fois enterré vivant, mit une ardeur et un soin tout naturels à bien préciser les signes de la mort, dans le but d'épargner à ses semblables l'horrible malheur dont il avait été si près d'être deux fois victime. Il eut le mérite d'engager la question d'une manière saisissante et pratique ; après lui, d'autres observateurs et parmi eux Bruhier, le célèbre Louis, Pineau, Durande, l'excellent Thierry, s'occupèrent, chacun dans un esprit différent, de ce difficile et douloureux sujet en éveillant par leurs travaux, dans l'opinion publique, ce sentiment de légitime défense qui ne l'a plus quittée et qui est devenu le point de départ des notions positives que nous possédons aujourd'hui.

On n'a donné jusqu'ici aucune définition bien satisfaisante de la mort ; comme la vie, elle est un fait ; elle se manifeste par des caractères propres, qui sont justement la négation plus ou moins précise des phénomènes vitaux. Ces caractères sont d'ordinaire tellement frappants, que la première impression de tous, en face d'un cadavre, est aussi subite que profonde et produit l'effet saisissant d'une véritable révélation de la mort. Mais l'expérience a démontré, par des témoignages nombreux, que cette impression pouvait être cause de méprises affreuses, et la science a distingué, en effet, un certain nombre d'états pathologiques qui simulent la mort d'une manière assez parfaite pour exiger l'examen attentif et parfois très laborieux de l'homme de l'art. Il est certain que la distinction de la mort apparente d'avec la mort réelle exige un diagnostic quelquefois fort délicat à établir, et c'est une question encore controversée de savoir si, en dehors de la décomposition du corps, qui est un signe indiscutable de la mort, le diagnostic cadavérique peut être établi avec certitude. L'examen sommaire des signes de la mort peut seul nous donner à cet égard une réponse positive.

Les personnes qui ont suivi les cours de la Sorbonne n'ont certainement pas oublié la brillante étude sur le cœur dont notre célèbre physiologiste, M. Claude Bernard, a si bien exposé les merveilleuses et importantes fonctions ; ils ont pu remarquer que, nonseulement le cœur est le siége des premières manifestations visibles de la vie, mais qu'il est aussi pendant sa durée le régulateur des fonctions générales de l'organisme, puisqu'elles s'arrêtent toutes en effet dès qu'il cesse les siennes. Que la mort ait saisi sa proie par la lente décomposition du sang et des organes ou par un arrêt brusque et subit des fonctions organiques, le premier signe qu'elle nous donne de sa triste présence est justement l'arrêt complet de ces mouvements de contraction et de dilatation si connus sous le nom de tic-tac du cœur. Le silence du cœur est, de tous les signes immédiats de la mort, celui qui a le plus de valeur ; il est aussi le plus facilement appréciable pour l'homme de l'art qui a l'habitude de l'auscultation, il se manifeste même très-clairement aux yeux, car il est immédiatement suivi de cette rigidité dans les traits du visage et de cette couleur plombine de la face qui caractérisent le *facies hippocratique*.

Le docteur Bouchut qui a le mieux étudié ce signe de la mort, en a fait ressortir avec raison la haute valeur, en montrant que les diverses maladies qui, sous toutes leurs formes et à tous leurs degrés, ont été données comme exemples de mort apparente, peuvent être précisément distinguées de la mort réelle par la persistance à l'auscultation des battements du cœur. Les états pathologiques susceptibles de simuler la mort de la manière souvent la plus frappante sont, dans leur ordre de fréquence : l'asphyxie, la syncope, l'hystérie, l'apoplexie, la commotion cérébrale, l'empoisonnement par les narcotiques ou par les poisons diffusibles, la congélation ; ils constituent les formes diverses de ce qu'on désignait communément autrefois sous le nom d'état léthargique. Quand les formes diverses de la mort apparente laissent quelques doutes dans l'esprit de l'homme de l'art chargé de les apprécier, son devoir est d'attendre l'apparition de nouveaux signes qui soient de nature à lever tous les doutes. Ces doutes ne peuvent d'ailleurs persister bien longtemps, la science ayant établi d'une manière positive que la durée extrême de ces divers états pathologiques capables de simuler la mort varie de vingt-quatre, trente-six à quarante-huit heures, l'hystérie ayant fourni entre tous l'exemple de la plus longue durée.

Le silence des bruits du cœur est-il un signe certain de la mort ? tout porterait à le penser. Des observations nombreuses faites au moment de l'agonie et pendant la durée entière des états pathologiques de nature à simuler la mort, des expériences très multipliées sur différents animaux chez lesquels la syncope a été portée aux dernières limites compatibles avec la vie, au moyen de la congélalation ou de la soustraction progressive du sang, ont confirmé la réalité de ce fait important. Le rapporteur de la commission chargée par l'Académie de médecine de distribuer le prix Manni, le sagace docteur Rayer, a établi, en effet, que, lorsque le tic-tac du cœur avait cessé pendant cinq secondes, on pouvait considérer la mort comme certaine. Au bout de cinq minutes, c'est-à-dire d'un temps soixante fois plus considérable, il semblerait que tout doute devrait cesser. Mais, un certain nombre d'observateurs sérieux et convaincus ont affirmé de leur côté que, dans certains états pathologiques, l'asphyxie des nouveaux-nés notamment, le rappel à la vie a eu lieu quelquefois, bien qu'ils n'aient pu percevoir les battements du cœur à l'auscultation pendant un temps assez long. Quelque exceptionnels que soient ces faits, ils doivent, en matière aussi grave, suffire pour enlever à l'absence des bruits du cœur à l'auscultation, même prolongée de cinq minutes, le caractère de certitude absolue. Certains états pathologiques de la poitrine tels que l'emphysème pulmonaire caractérisé par une dilatation morbide des vésicules pulmonaires, l'hydropisie du péricarde et des plèvres, membranes séreuses qui enveloppent le cœur et les poumons, peuvent empêcher aussi la perception par l'oreille des bruits du cœur. Mais ces altérations organiques sont bien connues et le médecin vérificateur en tiendra nécessairement compte ; il n'oubliera pas non plus d'ausculter la poitrine dans toute son étendue, l'expérience ne pouvant lui laisser ignorer que ces états peuvent amener un déplacement plus ou moins considérable du cœur, qui, dans certains cas, fort rares il est vrai, a pu être observé à droite.

On a souvent objecté l'existence de certaines syncopes volontairement provoquées par quelques hommes qui seraient doués de l'étrange faculté d'arrêter à volonté les battements du cœur ; les ouvrages relatifs à la jurisprudence médicale ont souvent rappelé le fait suivant : Le colonel Towsand, malade depuis fort longtemps, fait appeler les docteurs Cheyne et Baynard, ainsi que Shrine, son pharmacien, pour être témoins de l'expérience la plus singulière, celle de mourir et renaître en leur présence. Ils viennent ; le colonel se couche sur le dos, Cheyne palpe l'artère radiale, Baynard applique la main sur la région du cœur, et Shrine présente un miroir à la bouche. Un moment s'est écoulé et déjà il n'y a plus de respiration, de battements d'artères, ni de battements du cœur. La glace n'est plus ternie. Une demi-heure se passe et les spectateurs sont sur le point de se retirer, persuadés que le malade est victime de son expérience, lorsqu'ils aperçoivent un léger mouvement respiratoire ; les battements du cœur et de l'artère radiale reviennent par degrés et le malade a repris connaissance. Le colonel appelle ensuite un notaire, fait faire un codicille à son testament et meurt très-paisiblement huit heures après.

En admettant même qu'un fait aussi singulier fût vrai, il ne prouverait nullement dans l'espèce que les battements du cœur aient été réellement suspendus, puisque des expériences nombreuses ont prouvé que, dans des états de syncope poussée jusqu'à la dernière limite, le pouls radial n'existant plus et les battements du cœur étant insensibles à la main appliquée sur la région précordiale, ces battements pouvaient néanmoins être très bien perçus par l'oreille. Ce fait a d'ailleurs été souvent observé dans les épidémies de choléra. Pour ceux qui pensent fermement que l'arrêt de la circulation du sang dans les capillaires du creux de l'estomac, qu'ils constatent aisément lorsque l'application d'une ventouse scarifiée n'y produit aucune effusion de sang, est un signe certain de la mort, y a une réponse fort décourageante à leur faire, c'est que Magendie a pu ouvrir l'artère radiale d'abord et ensuite l'artère axillaire (sous l'aisselle) à un cholérique sans qu'il sortît une goutte de sang, et cependant le malade répondait pendant et après l'opération au hardi expérimentateur. L'expérience de Magendie a été répétée en Allemagne dans les mêmes conditions et a donné le même résultat. La conclusion légitime à tirer de cet ensemble de faits est que le silence du cœur bien constaté à l'auscultation pendant un intervalle de quatre ou cinq minutes serait un signe certain de la mort, si quelques faits très-rares et très-exceptionnels, mais positifs, n'imposaient pas à cet égard une prudente réserve.

Ces exceptions justifient et commandent l'appréciation des au-

tres signes de la mort ; le plus considérable d'entre eux, après le
silence des bruits du cœur, est, sans contredit, ce symptôme particulier du cadavre qui le fait ressembler, pendant un certain temps,
à un véritable madrier que l'on peut enlever d'une seule pièce, en
le prenant par la tête ou les pieds et auquel on a donné le nom très
vrai et très caractéristique de *rigidité cadavérique*. Ce singulier
phénomène qui s'accompagne toujours de la cessation des battements du cœur et de l'abolition complète de la respiration et des fonctions du système nerveux, a reçu diverses interprétations sans que
l'on soit vraiment fixé sur sa cause réelle; il ne se manifeste jamais plus
tôt que dix minutes après la mort consommée et au plus tard sept
heures après ; on a observé que sa durée est d'autant plus longue
qu'il a mis plus de temps à s'établir. Cette variété de durée attribuée
avec quelque raison à la diversité des maladies qui ont occasionné
la mort, l'existence de quelques faits fort rares capables de simuler
cet état et son absence qui a été aussi quelquefois observée, enlèvent
beaucoup de sa valeur à ce signe de la mort qui peut échapper
ainsi à l'examen de l'homme de l'art. Mais, il reste néanmoins un
des signes auxquels la science attache avec raison aujourd'hui le
plus de prix.

Voici en quels termes le célèbre Louis, qui en a le mieux fait ressortir l'importance, en expose les manifestations :

« Des recherches faites avec toute l'attention dont j'ai été capable et que j'ai suivies pendant plusieurs années sans interruption,
m'ont fait voir, sur plus de cinq cents sujets, qu'à l'instant de la
mort, c'est-à-dire au moment de la cessation absolue des mouvements qui animent le corps humain, les articulations commencent
à devenir raides, même avant la diminution de la chaleur naturelle.
Il résulte de cette remarque que la flexibilité des membres est un
des principaux signes par lesquels on peut juger qu'une personne
n'est pas morte, quoiqu'elle ne donne d'ailleurs aucun signe de vie.

» Un homme expérimenté, ajoute-t-il, n'ignore pas qu'il y a des
syncopes convulsives et qu'un violent accès de vapeur peut sus-
pendre les fonctions vitales et animales au point que la personne
paraisse morte. L'inflexibilité des membres accompagne communément cet état, parce que la maladie est convulsive. Ces appa-
rences ne feront pas illusion à un homme de l'art; il y a plusieurs signes caractéristiques pour distinguer ces cas : dans une
mort apparente accompagnée d'une affection convulsive, la raidenr
des membres sera un accident primitif et se manifestera en même
temps que la mort illusoire; tout au contraire, l'inflexibilité des
membres, signe d'une mort réelle, sera un symptôme consécutif de
la mort; quand un muscle est en convulsion, il est dur, inégal,

comme dans la contraction, parce que la convulsion d'un muscle n'est qu'une contraction contre nature, involontaire et permanente Ainsi, dans un cas convulsif, si le sujet a, par exemple, les avant-bras fléchis, les muscles biceps seront dans un état de dureté qu'on n'apercevra pas dans les muscles antagonistes. Dans le cas de mort réelle, les muscles qui servent aux actions contraires sont dans le même état, et il n'y a aucune marque à laquelle on puisse juger qu'un d'eux est dans une action forcée.

» Ces distinctions supposent l'examen d'une personne éclairée, et peut-on avoir recours à quelqu'un de trop intelligent dans un cas aussi critique? Mais, comme on n'est pas toujours à portée des connaisseurs, le repos et la sécurité publique exigent que nous cherchions des règles que tout le monde entende et dont tout le monde soit capable de faire usage. Celle que je vais donner est aisée à retenir... Si la raideur et l'inflexibilité des membres vient de la convulsion des muscles, on aura toutes les peines imaginables, et souvent il sera impossible de forcer un membre à faire un mouvement opposé à celui où il est fixé par l'action convulsive des muscles, et si on en vient à bout, le muscle retournera avec violence vers le lieu où il était. On observera tout le contraire dans le cadavre ; dès qu'on a forcé l'articulation, le membre est indifférent à tel ou tel mouvement, et il suit constamment les règles du mouvement des corps inanimés. »

L'absence de la contractilité musculaire sous l'influence des agents galvaniques est un signe d'une valeur très réelle, mais dont l'importance me paraît avoir été quelque peu exagérée ; on l'observe quelquefois, en effet, dans certains états pathologiques, tels que l'asphyxie produite par le gaz ammoniac, l'hydrogène sulfuré, la vapeur de charbon ; il faut reconnaître aussi qu'il est d'une constatation quelque peu laborieuse, et qu'il est par là difficile d'en faire un moyen pratique habituel de la vérification des décès ; dans les cas douteux, néanmoins, il est un élément important du diagnostic de la mort qu'il ne faut pas négliger. Les brûlures à tous les degrés, les incisions, les piqûres et autres violents révulsifs sont des moyens d'une vérification peu pratique aussi et d'une valeur beaucoup plus restreinte.

Le silence des bruits du cœur amène la cessation des fonctions de la respiration, et par suite l'immobilité des parois thoraciques et l'absence du souffle nasal et buccal qui a lieu lors des mouvements respiratoires. Ces signes n'ont pas une grande valeur par eux-mêmes, mais ils ajoutent beaucoup de sa signification à l'arrêt des fonctions du cœur, dont ils sont la conséquence naturelle.

Il en est de même des signes qui paraissent dépendre de la cessation des fonctions du cerveau, qui amène le défaut d'action des sens et des facultés cérébrales, tels que, affaissement des yeux, présence de la toile glaireuse sur la cornée lucide, déformation de la pupille sous l'influence de la double pression, sa dilatation et son immobilité ; insensibilité absolue aux excitations de l'ouïe et de l'odorat, relâchement de tous les sphincters, immobilité et refroidissement du corps, abaissement de la mâchoire inférieure, flexion du pouce dans le creux de la main, etc. On peut porter sur chacun de ces signes en particulier un jugement analogue à celui qui est acquis au refroidissement général du corps, qui est un symptôme aussi saisissant qu'il est parfois incertain, puisqu'il a lieu dans quelques cas avant la mort consommée, et par contre ne se manifeste quelquefois que plusieurs heures après. Il existe même des cas de mort survenus à la suite de certaines maladies du cœur et du cerveau notamment, où l'on constate un retour très marqué pendant un certain temps de la chaleur perdue déjà depuis plusieurs heures. D'après certains observateurs, il se serait même produit des actes de véritable nutrition caractérisée par une croissance sensible après la mort de la barbe et des ongles. Ce dernier phénomène est une pure illusion et tient simplement à une rétraction spéciale du tissu cellulaire, qui a pour effet de donner une saillie plus apparente aux poils et aux ongles. Le refroidissement général du corps n'en reste pas moins un symptôme important à recueillir comme la plupart de tous ceux qui ont été successivement observés. Leur ensemble ou même simplement la réunion d'un certain nombre donne à chacun d'eux une précision plus nette, mieux définie.

L'examen successif des principaux phénomènes cadavériques jugés dignes d'une utilité sérieuse dans le diagnostic des symptômes de la mort n'a pu nous en indiquer un seul qui, pris isolément, soit une preuve certaine de la mort, pas même la cessation des battements du cœur à l'auscultation, puisqu'on cite des cas, rares il est vrai, où ce signe n'a pu être perçu par d'excellents observateurs, alors que cependant la vie persistait encore. Faut-il en conclure que la science est impuissante et désarmée devant le redoutable problème qui se dresse tous les jours devant sa conscience et sa raison ? Je ne le pense pas. Il suffit, pour s'en convaincre, d'entrer plus sérieusement dans la réalité des faits et de voir clairement que la nature ne se prête pas aussi aisément à nos idées préconçues. L'expérience nous montre, en effet, sur ce point comme sur beaucoup d'autres, qu'il n'est ni sage ni vrai de se confier à une seule de ses manifestations, quelque caractérisée qu'elle puisse être, pour juger un fait naturel, et qu'il y a lieu, au contraire, de tenir grand compte de toutes celles qui, s'éclairant l'une par l'autre, sont susceptibles de se prêter un mutuel appui et d'amener ainsi des conclusions rationnelles et positives. L'espoir, si longtemps caressé par les savants et l'opinion publique, de trouver un signe de la mort pouvant être aisément reconnu de tous a dû être abandonné, et s'il a retardé peut-être l'acceptation générale du diagnostic cadavérique, il a du moins servi à nous donner les éléments scientifiques les plus complets pour l'établir, par l'étude très-approfondie de chacun des signes de la mort.

Si, en effet, nous n'avons pas un signe de la mort qui, pris seul, puisse nous en donner une démonstration rigoureuse, l'homme de l'art, qui en a fait une étude sérieuse et complète, l'acquiert sûrement lorsqu'il constate que le corps soumis à son examen est froid, roide, insensible à l'influence galvanique, sans indice des bruits du cœur et qu'il présente tous les traits de la face hippocratique. L'ensemble de ces signes donne une certitude de la mort dont l'évidence est reconnue des médecins légistes. Dans le cas où quelqu'un de ces signes ferait défaut, l'appréciation bien comprise des autres signes de la mort suffirait pour en établir le diagnostic certain. L'état cadavérique est la dernière expression matérielle du corps, sa dernière maladie pour ainsi dire, et la science nous met à même aujourd'hui d'en établir le diagnostic précis par un ensemble de symptômes très nettement caractérisés.

Au surplus, si, dans quelques cas très rares et très exceptionnels, le diagnostic cadavérique pouvait rester douteux, l'homme de l'art n'aurait qu'à attendre que les lois physiques et chimiques prennent à leur tour possession du corps et que les parties molles s'affaissant déjà sous l'influence de la pesanteur, la putréfaction commence son œuvre de destruction progressive; dès qu'elle commence, tout doute sur la mort, s'il a pu en rester jusqu'à son apparition, disparaît absolument. Elle inaugure, en effet, le commencement de la dissolution du corps, le moment où il cesse d'être cadavre pour devenir, selon l'énergique et mâle expression de Bossuet, ce je ne sais quoi qui n'a plus de nom dans aucune langue. — Toutefois, malgré son évidence incontestable comme signe ultime de la mort, elle ne peut être convenablement appréciée que par un homme de l'art; car, au début, elle pourrait être confondue par le vulgaire avec la pourriture d'hôpital, la gangrène ou même une simple contusion un peu forte.

Les phénomènes de la décomposition cadavérique marchent de la périphérie au centre du corps, en commençant presque toujours vers la partie déclive de l'abdomen ; le moment de leur apparition varie singulièrement avec l'âge, le sexe, le tempérament du sujet, la nature de la maladie qui a provoqué la mort, le milieu dans lequel se trouve placé le corps. La température surtout a la plus grande influence : la chaleur, la chaleur humide surtout, l'accélère ; le froid sec la retarde quelquefois très longtemps ; le séjour dans l'eau produit un effet semblable, mais, en faisant contracter au corps une prédisposition à se décomposer très rapidement dès qu'il est remis en contact avec l'air atmosphérique. Ces causes diverses agissent très puissamment, puisque le moment où apparaissent les premiers signes de la décomposition cadavérique peuvent varier de quelques heures à plusieurs jours après la mort confirmée. On a des exemples de cadavres qui ne se sont décomposés, dans des cas rares il est vrai, qu'après huit et même quinze jours ; des corps pris dans des blocs de glace se sont conservés des années.

Mais les cas exceptionnels où une prévision scientifique bien naturelle aurait pu demander d'attendre la présence des premiers phénomènes de la décomposition cadavérique pour affirmer la réalité de la mort ne se sont même pas présentés à l'observation, lorsque la vérification a été faite par un médecin avec les données acquises de la science ; nous en avons une double preuve des plus concluantes.

Les maisons mortuaires en Allemagne sont nées de la conviction que Hufeland avait fait partager à ses compatriotes que la décomposition cadavérique était le seul signe réel de la mort, et de l'impossibilité pour le plus grand nombre de garder le corps au domicile de la famille, en raison du temps quelquefois fort long qu'elle met à se manifester. Ces établissements funéraires ont une durée déjà ancienne ; la fondation de la maison mortuaire de Francfort-sur-le-Mein, la plus belle, la première créée, date de près de soixante-dix ans, et le chiffre des corps qui y ont été déposés pendant la durée de ce long espace de temps, ainsi que dans les autres maisons mortuaires d'Allemagne, dépasse soixante mille. Eh bien, aucune n'a donné asile à un seul cas de mort apparente ; preuve assez claire, ce semble, que le diagnostic des signes de la mort avait été établi avec une certitude suffisante. Le noble sentiment de respect pour la vie de ses semblables qui, sous le souffle chaleureux et puissant d'Hufeland, avait porté plusieurs municipalités d'Allemagne à ériger à grands frais ces tentes somptueuses pour la mort, n'est pas néanmoins resté stérile. Il y a d'abord à y louer cet immense respect de la vie et à y relever ce résultat important d'absence complète de cas de mort apparente, qui, en confirmant la certitude du diagnostic cadavérique, devient une éclatante réponse à ce défi trop longtemps porté à la science injustement accusée de ne pouvoir en assumer la certitude et la responsabilité.

A Paris où, depuis le commencement du siècle, l'administration municipale fait procéder à l'inhumation après le délai légal de vingt-quatre heures et après que le médecin vérificateur a transmis au maire, qui l'a délégué à cet effet, le certificat du décès, le résultat est tout aussi démonstratif. Depuis 1839 jusqu'à aujourd'hui, en vingt-neuf ans, sur près d'un million de décès, il n'a été constaté aucun cas de retour à la vie après la visite du médecin vérificateur; de plus, aucun de ces faits de mort violente qui avaient été quelquefois méconnus par le médecin vérificateur et qui avaient si péniblement ému l'opinion publique dans certains procès judiciaires, ne s'est plus représenté depuis que le service est contrôlé. L'administration a par là la preuve péremptoire que la vérification des décès est non-seulement faite d'une manière rigoureuse, mais avec des éléments scientifiques certains et de nature à donner à ses administrés une sécurité parfaite. Ainsi, les résultats de la vérification des décès à Paris, ceux des maisons mortuaires en Allemagne, se complètent mutuellement pour assurer au diagnostic cadavérique une démonstration presque mathématique, et nous fournir la preuve très claire et très concluante que lorsque la vérification des décès est faite avec soin et conscience par un homme de l'art suffisamment instruit et soumis à un contrôle efficace, la mort peut être affirmée avec certitude avant la manifestation des premiers phénomènes de décomposition cadavérique.

Cette heureuse certitude du diagnostic cadavérique nous délivre enfin de l'horrible cauchemar qui a si longtemps pesé sur les esprits et rend parfaitement inutile l'établissement des maisons mortuaires dont le discrédit est d'ailleurs complet en Allemagne, et auquel l'opinion publique et l'administration se sont toujours refusées en France, obéissant en cela à la pression d'un sentiment moral plus fort encore que celui de la sécurité et même de la peur, tout éveillé et violent parfois qu'il se soit montré à diverses époques. La pensée seule, en effet, d'attendre que ceux qui nous sont si intimement liés par les liens du sang ou par les attaches plus puissantes encore du cœur et de l'intelligence, soient arrivés à devenir non-seulement un danger quelquefois mortel pour nous, mais encore à nous laisser le souvenir d'une image aussi hideuse que repoussante, n'a jamais pu être accueillie qu'en frémissant, même par les esprits les plus rigoureusement scientifiques.

II

Les pratiques funéraires des différents peuples de l'antiquité n'étaient que l'expression des idées religieuses de l'époque et n'indiquaient aucune des précautions à prendre contre les inhumations prématurées ; si le rituel des funérailles de quelques-uns d'entre eux présentait certaines dispositions pour prévenir l'enterrement avant décès, une étude impartiale et attentive des faits prouve clairement qu'elles n'étaient que le reflet de ces idées religieuses et qu'elles n'offraient aucune trace du sentiment des précautions à prendre contre l'incertitude des signes de la mort, dont la science a établi de nos jours seulement le véritable caractère de certitude. A Paris, l'administration municipale très-préoccupée, au contraire, de l'incertitude des signes de la mort, n'a pas voulu attendre les conclusions positives de la science à ce sujet, et, par un sentiment très juste et très clair de la situation, a préféré s'en rapporter au jugement de l'homme de l'art plutôt qu'à celui de l'officier de l'état civil, à qui cependant la loi ordonne en termes impératifs de se transporter en *personne* au domicile du décédé avant de délivrer le permis d'inhumer, Cette disposition de la loi vraiment inexécutable a été modifiée, en effet, dès le commencement de l'an IX, par un arrêté du préfet de la Seine qui, en dispensant les maires de ce soin, les a remplacés par des officiers de santé de leur choix, et en 1806, par des docteurs en médecine attachés aux bureaux de bienfaisance. Cette mesure a été adoptée dans toutes les villes de l'empire, où le service de la vérification des décès est établi et découle de la nature même des choses.

En confiant au médecin vérificateur des décès la délicate et grave mission de s'assurer de la réalité de la mort, de son caractère naturel ou provoqué et de l'identité du sujet soumis à son examen, l'administration n'a pas oublié d'utiliser ses lumières, en l'obligeant, dans l'intérêt de la science et de l'hygiène publique, à désigner clairement dans le certificat de déclaration du décès qu'il transmet au maire, pour que ce magistrat puisse délivrer le permis d'inhumer, les noms et prénoms du décédé ; le sexe, l'état de mariage, l'âge, la profession ; la date du décès, mois, jour et heure ; le quartier, la rue, le numéro du domicile, l'étage et l'exposition du logement ; la nature de la maladie, et (s'il y a lieu) les motifs qui peuvent occasionner l'ouverture du cadavre, les causes antécédentes et les complications survenues ; la durée de la maladie, les noms des personnes (ayant titre ou non) qui ont fourni les médicaments.

Ces certificats de décès signés du médecin vérificateur et renfermant toutes ces minutieuses et fort utiles indications sont envoyés tous les mois par chaque maire des vingt arrondissements de Paris à la préfecture de la Seine, et fournissent les éléments de la meilleure statistique des causes de décès que permette l'état actuel de la science. Dès leur arrivée, ces bulletins sont réunis et coordonnés avec un soin et un ordre parfaits, et les résultats consignés dans le bulletin de statistique municipale qui paraît tous les mois depuis quatre ans par les ordres du préfet de la Seine. Pour que ce bulletin statistique puisse acquérir une valeur scientifique complète, il serait de toute nécessité que les investigations déjà si laborieuses du médecin vérificateur fussent aidées justement par l'indication précise de la cause de la mort, qui devrait être énoncée dans un bulletin cacheté que chaque médecin traitant devrait envoyer au maire. Ce dernier l'enverrait cacheté, avec l'ordre de visiter, au médecin vérificateur qui seul en prendrait connaissance, ainsi que de toutes les circonstances qui ont présidé au décès. Les légitimes délicatesses professionnelles qui ont fait repousser jusqu'ici une mesure aussi simple qu'utile par l'Académie de médecine sollicitée, à diverses reprises, par le ministre de l'agriculture, d'aider l'administration municipale dans l'exécution d'une formalité importante dont la science médicale aurait la première tant à profiter, pourront arriver sans doute à se concilier avec les exigences d'un intérêt scientifique aussi considérable.

Cette mesure serait d'autant mieux justifiée, que dans beaucoup de villes, même très considérables, l'importance en est à peine soupçonnée, et que le certificat du médecin vérificateur ne porte d'autre mention que celle de mort naturelle, ce qui peut bien satisfaire aux prescriptions du code civil, mais fort peu à celles de la science. Cela est infiniment regrettable, surtout pour les villes qui, placées sur les bords de l'Océan et de la Méditerranée, sont, par leur situation géographique, les sentinelles avancées, mais désarmées malheureusement, qui ont livré passage, à plusieurs reprises, à la peste, à la fièvre jaune et au choléra, fléaux redoutables qui se sont ensuite propagés à l'intérieur. Si on en juge par ce qui se passait à Marseille, il y a encore peu de temps, on aura la preuve de la nécessité urgente de modifier un semblable état de choses.

Le 7 mai 1866, M. le docteur Grimaud de Caux communiquait à l'Académie des sciences un mémoire intitulé : *Propagation du choléra dans la ville de Marseille après l'arrivée des pèlerins arabes en juin 1865* ; le docteur avait pour but d'établir d'une manière sûre et pratique la marche du choléra, pour arriver à le prévenir et indiquer un traitement rationnel. Après avoir pris ses renseignements de toutes mains, il ne négligea pas de s'adresser à l'autorité municipale, qui mit le plus aimable empressement à lui offrir ce qu'elle avait : « J'allai à la mairie, dit M. Grimaud, dépouiller les registres du mois de juin ; il était nécessaire de relever les décès sur les bulletins mêmes. Je me vis en présence de 758 chiffons de papiers de grandeur et d'écritures diverses à déchiffrer ou à compulser; je cherchais des cas de mort par le choléra, et naturellement je portais mon attention sur les causes de mort de chaque sujet. Or, dans le plus grand nombre des bulletins où cette cause était mentionnée, je ne trouvais que des cas dits de *mort naturelle*. A Marseille, il n'y a que les morts violentes et provoquées qui soient spécifiées. »

Pour assurer la prescription de la loi qui ordonne que l'inhumation n'ait lieu qu'après le délai de vingt-quatre heures, et empêcher que ce délai ne soit abrégé de plusieurs heures par suite de fausses déclarations, comme cela avait lieu trop souvent, un arrêté du préfet de la Seine porte que le délai de vingt-quatre heures ne comptera qu'à partir du moment de la déclaration du décès à la mairie faite par les deux plus proches parents ou voisins de la personne décédée (art. 78 du code civil). Tant que le délai de vingt-quatre heures n'est pas expiré, en effet, l'ordre public, l'intérêt de l'humanité et celui des familles exigent que la mort ne soit pas considérée comme réelle et reste simplement présumée. Non-seulement l'ensevelissement du corps, la mise en bière, l'embaumement, l'autopsie, quand elle est requise ou désirée, ne peuvent avoir lieu, mais on doit encore éviter avec soin de couvrir ou envelopper le visage, de le transporter d'un lit dans un autre, de l'exposer à un air trop froid, et, en un mot, toutes les opérations de nature à empêcher le retour à la vie, si, par hasard, la mort n'était qu'apparente. L'état de décomposition des corps, dont le médecin vérificateur est seul juge, demande une inhumation avant le délai légal.

Toutes ces mesures remplies d'une prévoyance et d'une sollicitude admirables étaient certainement de nature à calmer les alarmes de l'opinion publique et ont, en effet, rempli ce but pendant un temps assez long. Mais bientôt, des faits nombreux parvenus aux yeux vigilants de l'administration lui donnèrent la preuve que les sages prescriptions si nettement indiquées par elle n'étaient pas toujours fidèlement suivies. Des faits judiciaires tristement significatifs avaient, à ce sujet, non-seulement ému l'opinion publique, dont les alarmes et les doléances s'étaient vivement exprimées dans des pétitions adressées à la Chambre des députés, mais donné aussi la conviction qu'il y avait urgence à chercher des garanties nouvelles plus efficaces. Un examen renouvelé et très approfondi de la question, tout en maintenant l'administration dans la pensée bien réfléchie de conserver l'ensemble des mesures déjà prises dans l'organisation du service de la vérification des décès, lui démontra en même temps la nécessité d'y ajouter le seul rouage qui lui manquait : un contrôle actif et vigilant, qui, sans gêner la marche d'un service que rien ne doit retarder, sans causer d'ennui ou de froissement aux familles, dont les sentiments de légitime douleur et de susceptibilité parfois ombrageuse doivent être doucement respectés ; sans déplacer ni affecter aucune des responsabilités créées, tout prêt, au contraire, à prêter un concours dévoué par des avertissements salutaires de nature à prévenir une erreur irréparable, fut pour les maires un auxiliaire important, et pour les médecins vérificateurs eux-mêmes l'expression d'une sollicitude délicate et un aide souvent précieux.

Je ne crois pas inutile de rappeler les faits portés à la connaissance du conseil municipal, pour le fixer sur la légitimité et l'opportunité d'une semblable mesure, par le savant et si regretté docteur Orfila, un des doyens les plus sympathiques qu'ait eus la Faculté de médecine de Paris. Ces faits précisent la question à tous les points de vue d'une manière parfaite, et méritent par là d'être mis sous les yeux du lecteur, qui pourra ainsi mieux apprécier toute l'importance de la question.

Je résume, dit Orfila, cette nécessité en deux mots : on peut être enterré vivant ; on peut être inhumé après avoir péri par le fer ou le poison, sans que le vérificateur ait soupçonné que la mort a été violente. Enfin, dans certains cas de mort subite, l'ignorance ou la malveillance peut attribuer au crime ce qui est l'effet d'une cause toute naturelle, et souvent alors, le médecin chargé de vérifier le décès délivre le permis d'inhumer sans avoir provoqué l'ouverture du corps, qui aurait pu seule mettre la vérité dans tout son jour.

J'ai dit qu'on pouvait être enterré vivant. Sans parler des observations nombreuses rapportées par Lancisi, Zacchias, etc., sans rappeler l'histoire de François de Civille, qui se qualifiait dans ses actes de trois fois mort, trois fois enterré, trois fois ressuscité par la grâce de Dieu, et du célèbre Winslow, que l'on ensevelit deux fois, je me bornerai à un fait récent qui s'est presque passé sous mes yeux à la fin d'octobre 1837 : M. Deschamps, habitant de la Guillotière, à Lyon, mourut à la suite d'une courte indisposition. Ses obsèques furent commandées pour le lendemain. Ce jour-là, de bonne heure, arrivent devant la maison du défunt prêtres et bedeaux, inspecteurs du convoi et porteurs. Au moment fatal où l'on allait clouer sur la face du mort la planche de sapin qui ferme la bière, quels ne furent pas l'étonnement et l'effroi de tous les assistants en voyant le corps se lever dans son suaire, se mettre sur son séant et demander à manger. Tout le monde allait fuir épouvanté, lorsqu'on reconnut que ce n'était point un fantôme, mais bien M. Deschamps lui-même, qui revenait très-heureusement d'un sommeil léthargique que l'on avait pris pour la mort. On lui prodigua de suite tous les soins nécessaires, et bientôt son état n'inspira plus aucune inquiétude. Lors de son réveil, il affirma que, dans son état léthargique, il entendait tout ce qui se disait ou se passait autour de lui, sans pouvoir faire un mouvement ni exprimer ses sensations ; supplice horrible qu'il faut avoir éprouvé pour le comprendre. Il est fort heureux pour M. Deschamps que l'inhumation, qui devait avoir lieu la veille, ait été différée au lendemain, au moment où l'accès léthargique allait finir, autrement il eût été enterré vivant, et serait mort quelques heures après son réveil, en proie aux tourments de la faim et de l'asphyxie.

Je vais prouver maintenant que l'on peut être inhumé après avoir péri par le fer ou le poison sans que le vérificateur ait soupçonné que la mort a été violente. Nous nous rappelons tous la mort de Boursier, en 1823 ; cet épicier de la rue de la Paix mourut empoisonné par l'arsenic ; l'enterrement eut lieu après vérification du décès, car ce ne fut qu'au bout d'un mois que je fus requis pour constater l'empoisonnement. Quelque avancée que fut la putréfaction d'un homme éminemment replet, je parvins sans peine à dévoiler le crime.

La dame veuve Danzelle, rue Beauregard, n° 16, est trouvée morte dans son lit le 1er janvier 1826. Le certificat de décès est délivré aux parents afin de procéder à l'inhumation. Dans ce certificat, remis à M. le commissaire de police Courteil, le médecin déclare que la mort est constante, et que le décès paraît avoir été causé par une commotion du cerveau avec hémorrhagie. Cette dame, ajoute-t-il, était seule chez elle, et a été trouvée morte dans sa chambre, où elle paraît être tombée.

L'autorité municipale fit ajourner l'inhumation, requit un nouvel examen du cadavre en présence du commissaire de police, assisté de deux docteurs en médecine ; et il résulta de cet examen que Mme Danzelle avait succombé sous les coups d'un assassin ; elle portait au cou cinq plaies récentes faites avec un instrument tranchant, et l'une des artères carotides était ouverte.

Au mois de juillet 1836, un enfant de la dame Revel, rue de Seine-Saint-Germain, mourut presque subitement. L'autorité, informée que cet enfant avait été en butte à de mauvais traitements de la part de ses parents, ordonna une enquête et une expertise médico-légale. L'ouverture du cadavre démontra que les bruits répandus sur la conduite barbare de la dame Revel, sa mère, n'étaient que trop fondés. M. le docteur Ollivier, d'Angers, nommé par M. le procureur du roi, constata à la surface du corps de cet enfant vingt-sept contusions récentes, plus ou moins étendues, sur le tronc et les membres, et une fracture de cinq pouces environ qui brisait presque complétement les os du crâne.

La mort de ce pauvre enfant, qui était âgé de trois ans, trois mois, réveilla les soupçons qui s'étaient élevés à l'occasion de son frère, âgé de huit ans, décédé le 27 février précédent. L'exhumation du cadavre fut faite le 1er août, et M. le docteur Ollivier, d'Angers, auquel ce second examen fut confié, constata, nonobstant le temps écoulé depuis la mort, des traces de nombreuses contusions sur le tronc et les membres, et une plaie au-dessus de l'oreille droite, avec fracture et disjonction des os du crâne.

Et pourtant, dans l'un comme dans l'autre cas, l'inhumation s'était accomplie sans observations.

Justifions actuellement notre dernière observation, savoir : que l'on attribue quelquefois au crime des morts subites produites par des causes naturelles.

Mlle Hullin, renommée comme danseuse de l'Opéra, meurt après quelques jours de souffrances horribles dans le ventre; on l'enterre sans que le vérificateur s'enquière suffisamment des causes de la mort. Bientôt après des soupçons d'empoisonnement s'élèvent, on cherche des prévenus. On en arrête, et je suis mandé. Le cadavre est exhumé une semaine après sa mort, et je découvre que celle-ci est tout simplement le résultat d'un étranglement, avec gangrène, des intestins ; lésions bien connues et qui excluent toute idée d'empoisonnement..

Duvoir, le bandagiste, meurt presque subitement l'an dernier. La rumeur publique ne tarde pas à accuser un individu d'avoir empoisonné cet homme; on m'appelle, et je reconnais qu'il a été foudroyé par une attaque d'apoplexie.

Je ne terminerai pas cette première partie de mon rapport, messieurs, sans vous dire mon opinion sur les faits qu'elle comprend. Je ne pense pas qu'il arrive souvent à Paris que l'on enterre des vivants; tout en admettant que cela peut bien avoir lieu; mais, je suis convaincu que plus d'une fois la terre a couvert et continuera à couvrir des crimes sans que personne se soit avisé de les soupçonner, pas même les vérificateurs des décès; peut-être vous en rapporterez-vous, à cet égard, à l'expérience que j'ai dû acquérir par suite de la direction que j'ai donnée à mes travaux, et accorderez-vous à mes paroles la confiance qu'elles méritent.

Le contrôle de la vérification des décès a été assuré, en 1839, par la création d'un comité d'inspection, dont la partie active fut confiée à quatre médecins inspecteurs ayant pour fonctions d'effectuer un certain nombre de visites spontanées au domicile des décédés, dans le but de s'assurer que la vérification est faite selon les données acquises de la science, l'esprit de la loi et des prescriptions administratives formulées, d'ailleurs, avec une précision et une clarté qui ne peuvent laisser prise au moindre doute sur la manière dont elles doivent être appliquées. L'administration a pu, par ce moyen, acquérir la preuve que les mesures pratiques, dont une expérience déjà longue lui avait démontré l'utilité, seraient fidèlement suivies, et donner à la société alarmée toutes les garanties qu'elle lui doit.

En demandant au conseil municipal les fonds nécessaires pour assurer ce nouveau service, le digne magistrat qui dirigeait alors la préfecture de la Seine, M. le comte de Rambuteau, avait le sentiment éclairé et presque ému de l'opportunité de la mesure qu'il lui proposait, et l'exprimait avec une simplicité touchante par les paroles suivantes, qui terminaient son rapport : « En vous faisant cette demande, messieurs, j'ai la confiance que j'acquitte un devoir du premier ordre, et que je réponds à vos vœux en procurant au service de la vérification des décès l'unique et la plus efficace amélioration qu'il puisse recevoir. Si nous embellissons par des monuments la demeure de l'homme vivant, si nous lui donnons des écoles, des temples pour son éducation et ses besoins religieux, du pain quand il en manque, un asile dans nos hôpitaux quand il souffre ; en un mot, si nous ne négligeons rien pour augmenter son bien-être ou soulager ses maux quand il habite encore parmi nous, nous ne reculerons pas devant un léger sacrifice pour qu'il emporte, en nous quittant, la certitude que le dernier service qu'il attend de nous lui sera rendu avec la fidélité, le scrupule que la loi lui promet et qu'elle nous commande. »

Les améliorations que le contrôle a indiquées ont été successivement introduites dans le service de la vérification avec un soin minutieux et persévérant. Le magistrat éminent qui dirige aujourd'hui la préfecture de la Seine avec une si remarquable activité a témoigné le vif intérêt qu'il porte à la bonne et sévère exécution de cet important service, en lui donnant les développements réclamés par l'immense accroissement de Paris. Depuis 1860, année de l'annexion de la banlieue suburbaine, un médecin vérificateur des décès est attaché à chacun des quatre-vingts quartiers de la ville, et le contrôle, primitivement confié à quatre médecins inspecteurs pour les douze arrondissements de l'ancien Paris, a été successivement porté à dix pour les vingt arrondissements actuels.

Il y a là un ensemble de mesures des mieux conçues, et bien fait, ce semble, pour nous rassurer sur le dernier acte de notre existence, qui a le don de nous tourmenter si vivement. Au point de vue de l'humanité et de l'application égale pour tous de la loi, il y aurait à exprimer le vœu qu'elles soient étendues à toutes les communes en France, en modifiant dans une certaine mesure celles qui seraient inapplicables dans les petites villes et les campagnes. C'est, qu'en effet, si la vérification des décès est bien faite à Paris, elle l'est assez imparfaitement dans un grand nombre de petites villes, et pas du tout dans les campagnes, où les morts ne sont presque jamais visités par un médecin, ni par le maire, qui, sentant très-bien l'inutilité de sa visite, ne pense même pas qu'il viole de la manière la plus grave la loi qu'il est chargé d'appliquer. La cloche seule du village avertit les habitants que la mort vient de frapper un des leurs, et, si la mort n'est qu'apparente, le malheureux descend vivant dans la tombe, sans que personne y pense ! Si des héritiers ont hâté une fin prochaine, trop lente à venir au gré de leur avidité, si un assassin ou un empoisonneur ont adroitement tranché les jours de la victime, le crime reste impuni, la justice n'en sait rien ! Des faits judiciaires nombreux ont jeté de tristes clartés sur cette douloureuse situation, et la législation des décès attend encore son application dans les campagnes ! Le fait a de quoi étonner, car le respect de la vie est un des traits les plus saillants de notre époque, sa meilleure conquête morale marquant hautement sa place au-dessus de ses belles et merveilleuses conquêtes sur la matière, et la vive sollicitude avec laquelle, depuis le commencement du siècle, les magistrats qui ont eu l'honneur d'administrer la ville de Paris ont veillé sur la couche mortuaire du pauvre comme du riche, en est l'expression la mieux sentie comme la plus éclairée.

Docteur Louis DE SÉRÉ.

Paris. — Impr. de Dubuisson et Ce, rue Coq-Héron, 5.